Mémoire de Botanique

COURONNÉ AU CONCOURS UNIVERSITAIRE POUR 1902-1904

LA

Formation des Chromosomes hétérotypiques
DANS LA SPOROGÉNÈSE VÉGÉTALE

I. Depuis le Spirème jusqu'aux Chromosomes mûrs,
dans la Microsporogénèse d'*Allium fistulosum*
et de *Lilium lancifolium (speciosum)*,

II. Depuis la Sporogonie jusqu'au Spirème définitif,
dans la Microsporogénèse de l'*Allium fistulosum*,

PAR

Jules BERGHS,

DOCTEUR EN SCIENCES, ASSISTANT DE BOTANIQUE.

<table>
<tr><td>LIERRE
Typ. de JOSEPH VAN IN & Cie,
Grand'place, 38.</td><td>LOUVAIN
A. UYSTPRUYST, Libraire,
rue de la Monnaie.</td></tr>
</table>

Mémoire de Botanique.

Couronné au Concours universitaire pour 1902-1904

LA

Formation des Chromosomes hétérotypiques
DANS LA SPOROGÉNÈSE VÉGÉTALE

I. Depuis le Spirème jusqu'aux Chromosomes mûrs,

dans la Microsporogénèse d'*Allium fistulosum*
et de *Lilium lancifolium (speciosum)*,

PAR

Jules BERGHS.

Institut Carnoy, Louvain. — Laboratoire du Prof. Grégoire.

(*Extrait de la Revue « La Cellule », t. XXI, 1er fascicule.*)

(*Mémoire déposé le 1 février 1904.*)

1

La Formation des Chromosomes hétérotypiques

DANS LA SPOROGÉNÈSE VÉGÉTALE

I. État de la question.

Il semble, d'après les derniers travaux, que la lumière commence à se faire, — nous ne parlons ici que de la sporogénèse végétale, — touchant certains stades des cinèses de maturation.

L'évolution des chromosomes mûrs de la première cinèse, depuis le moment où ils sont définitivement constitués jusqu'à la télophase de la seconde figure, semble élucidée. Les chromosomes mûrs superposent à l'équateur du premier fuseau leurs deux moitiés constitutives, leurs chromosomes-filles; ceux-ci durant l'anaphase ou dès la métaphase se clivent en deux moitiés longitudinales, qui seront les chromosomes-filles de la seconde cinèse (¹).

La question de la signification des cinèses de maturation, en ce qui concerne le partage de l'élément chromatique, se ramène donc maintenant à la question de *l'origine des deux chromosomes-filles, qui constituent chaque chromosome mûr de la première cinèse.* Ce dernier point demande de nouvelles recherches. Nous les avons entreprises en étudiant la microsporogénèse de plusieurs phanérogames (²).

Les phénomènes qui se succèdent dans le noyau des microsporocytes ou cellules-mères du pollen, depuis le début du stade d'accroissement jusqu'à la constitution des chromosomes-filles de la première figure, peuvent se ranger en deux séries ou deux périodes correspondant à ces séries.

(¹) Dans un travail de synthèse qui paraîtra bientôt, Monsieur le Prof. GRÉGOIRE montrera que malgré certaines objections, ce schéma est bien celui qui résulte de toutes les dernières observations.

(²) *Lilium lancifolium (speciosum). — Allium fistulosum. — Paris quadrifolia. — Convallaria maialis.*

Une première période comprend tous les phénomènes qui aboutissent à la formation du »peloton« ou »spirème«, c'est-à-dire du filament chromatique, qui, d'après la plupart des auteurs, se divise en long [1]; une seconde, datant du »peloton«, s'étend à tous ceux qui accompagnent la formation des chromosomes mûrs aux dépens du peloton lui-même.

En effet, le peloton, tel qne nous venons de le définir, peut être considéré comme formant le point culminant de cette partie du processus de maturation. On peut chercher d'une part le lien qui l'unit aux chromosomes définitifs, et d'autre part celui qui le rattache au noyau quiescent aux dépens duquel il se constitue. Ces liens trouvés, l'origine des chromosomes-filles de la cinèse hétérotypique sera connue, et la question du partage de l'élément chromatique y trouvera sa réponse.

Depuis longtemps déjà, d'après le conseil et sous la direction de Monsieur le Professeur Crégoire, nous nous sommes attaché à l'étude des cinèses de maturation dans les plantes. Toutefois, notre intention spéciale n'était pas de reprendre la seconde période délimitée plus haut; nos efforts visaient surtout la première, comportant la formation du peloton aux dépens du noyau quiescent. De nombreux auteurs, en effet, s'accordaient à reconnaître une même sériation des phénomènes concernant la seconde période : nous ne comptions donc pas nous y attarder. Si nous changeons notre plan, c'est qu'une vérification nouvelle s'en impose encore, en raison de travaux récents qui sont opposés au schéma général des botanistes. Nous avons donc jugé préférable de publier dès maintenant nos résultats touchant la formation des chromosomes aux dépens du peloton; et nous réservons pour un prochain mémoire nos observations, — encore à compléter pour le moment, — sur la formation du peloton lui-même. — Nos observations pour le présent travail ont été faites sur *Allium fistulosum* et *Lilium lancifolium* [2].

D'après les travaux de la plupart des botanistes [3], voici le schéma

---

[1] Lorsque nous disons « peloton » (spirème et dolichonema), nous voulons simplement signifier le « stade peloton », sans trancher la question de savoir si le filament qui caractérise le noyau à ce stade est unique ou multiple. — Pour des raisons que nous apportons plus loin, nous croyons probable qu'il est multiple.

[2] Un mot de nos méthodes de préparation. Les matériaux qui nous ont servi ont été fixés par les liquides de Hermann et de Flemming. Les coupes — de 5 à 7 1/2 microns — ont été colorées surtout par l'hématoxyline au fer de Heidenhain. Certaines ont été traitées par la safranine anilinée, ou l'hématoxyline de Delafield.

[3] Guignard (98). — Grégoire (99). — Strasburger (00). — Koernicke (01). — Schniewind-Thies (01). — Ernst (02). — Mottier (03).

qui tendait à s'établir comme représentant dans ses grandes lignes la sériation exacte des phénomènes constituant la seconde période que nous envisageons.

1° Le peloton est un filament portant sur un substratum lininien une série de disques nucléiniens ou de chromomères.

2° Une *division longitudinale véritable* s'y fait : elle débute par la bipartition axiale des disques et s'achève par le clivage du substratum. Il en résulte deux filaments de constitution analogue à celle du peloton qui leur a donné naissance. Ils demeurent entrelacés et entortillés par suite de ce que le peloton a dû se tordre et se courber pour placer son corps déroulé dans la cavité nucléaire restreinte.

3° La segmentation transversale y découpe le nombre réduit de chromosomes. Ceux-ci sont donc faits de deux moitiés longitudinales entrelacées.

4° Leur achèvement ([1]) se fait par épaississement. Celui-ci est dû à un rapprochement et une condensation des chromomères.

5° Vers la fin du stade d'achèvement, une seconde division longitudinale débute dans chacun des chromosomes-filles.

Tel est le schéma que la majorité des botanistes reconnaissent.

Cependant deux interprétations isolées lui sont opposées. En effet, dans une étude parue en 1901, DIXON expose de nouveau sa théorie du repliement énoncée déjà en 1895, et FARMER et MOORE, dans une note préliminaire parue dernièrement (1903), introduisent dans le domaine botanique ([2]) une théorie de l'origine des chromosomes hétérotypiques analogue à celle que MONTGOMERY a récemment énoncée pour les batraciens ([3]).

DIXON (01) reprend plus longuement l'étude des cinèses polliniques de *Lilium longiflorum*. Elle lui fait adopter le schéma suivant.

1° Le *dolichonema* se dégage du réseau remplissant le noyau du microsporocyte. C'est un filament mince, énormément long, portant sur un substratum lininien une série unique de chromomères.

2° Sans changer de nature, il se dispose en *strepsinema*. DIXON désigne par là la disposition de l'élément chromatique consistant en ce que celui-ci

---

([1]) Nous donnons le nom « d'achèvement chromosomique » à ce stade pendant lequel les chromosomes, nettement individualisés et constitués déjà de deux chromosomes-filles, atteignent la forme définitive qu'ils possèdent à la fin de la prophase hétérotypique.

([2]) L'interprétation de FARMER et MOORE n'est au fond pas différente de celle que STRASBURGER et MOTTIER ont proposée en 1897 et abandonnée ensuite, le premier en 1900, le second en 1903.

([3]) JANSSENS et DUMEZ (03) ont démontré que l'opinion de MONTGOMERY ne s'applique pas aux batraciens.

est formé de filaments appairés et entrelacés. D'après l'auteur, le dolichonema se replierait sur lui-même en différents endroits ; les portions ainsi
rapprochées s'accoleraient deux par deux et s'entrelaceraient. C'est par ce
moyen que se formerait le *strepsinema*.

3° La segmentation transversale découpe ensuite le nombre réduit de
chromosomes. Ceux-ci ont la forme d'anses ou de boucles, dont chaque
branche représente une partie du dolichonema.

4° Les chromosomes ainsi formés se raccourcissent et s'épaississent,
les chromomères se confondant en une masse dense et homogène. Ce durant,
l'entrelacement se réduit à un tour au maximum.

5° Dans le courant du stade d'épaississement, probablement, s'ébauche
déjà la division longitudinale qui s'achève à la métaphase de la première
cinèse de maturation.

Comme le titre de leur travail l'annonce, Farmer et Moore ont fait
de nouvelles recherches sur les phénomènes de réduction tant dans les animaux que dans les plantes. Malheureusement, ils n'ont encore fait qu'exposer
leurs conclusions dans une note préliminaire bien courte, et en ce moment
encore leur travail complet nous est inconnu. Notons d'abord que presque
toutes leurs figures sont dessinées d'après les aspects offerts par les spermatocytes animaux : la polarité manifeste des anses nucléiniennes le dit. Mais
les auteurs affirment que tous les phénomènes, la polarité exceptée, sont les
mêmes dans les deux règnes. Dans les plantes, leurs observations s'adres-
sèrent à *Lilium, Osmunda, Aneura.* En regard de celles-ci, nous mettrons
donc nos propres observations concernant l'*Allium fistulosum* et le *Lilium
lancifolium (speciosum).*

Voici le schéma de Farmer et Moore :

1° Spirème répondant au schéma classique.

2° La division longitudinale, pouvant amener une » wide divarication «
des moitiés produites.

3° Apparition des chromosomes en nombre réduit.

4° Les chromosomes se contractent et se courbent en anses. Petit à
petit, les anses rapprochent leurs branches, les mettent en position parallèle
ou les entrelacent : les chromosomes ont ainsi une forme de boucle ou d'U.

5° Le rapprochement des deux branches s'achève. Pendant ce temps,
la division longitudinale, accomplie dans chacune d'elles, revient de son
écartement primitif et peut paraître oblitérée.

6° Mûrs, les bâtonnets s'insèrent à l'équateur : ils se brisent au point de courbure, et la division longitudinale première reparaît dans les chromosomes-filles, qui vont aux pôles.

De ce que nous venons de dire, il résulte que DIXON et FARMER et MOORE se séparent de la majorité des botanistes en admettant que les chromosomes-filles de la première cinèse sont des *tronçons transversaux du spirème*, rapprochés l'un de l'autre et entrelacés plus ou moins étroitement. Mais ils diffèrent entre eux touchant le stade où se produirait cet accolement. Pour DIXON, l'accolement formerait le strepsinema à l'aide du spirème. Pour FARMER et MOORE, le strepsinema serait dû à une division longitudinale et subirait seulement lui-même l'accolement de ses tronçons, deux à deux. Le tableau suivant résume l'état de la question.

Si nous désignons par :

    I,   le stade spirème,

    II,   le stade strepsinema,

    III,   le stade des chromosomes mûrs,

nous pouvons dresser le tableau ainsi :

1° Passage de I à II par division longitudinale ; 2° de II à III par raccourcissement.	1° Passage de I à II par recourbement ; 2° de II à III par raccourcissement.	1° Passage de I à II par division longitudinale ; 2° de II à III par recourbement.
Généralité des auteurs.	DIXON (01).	FARMER et MOORE (03).

Nous exposerons maintenant nos propres observations, les accompagnant d'une sériation soigneuse ; et à l'aide d'elles, nous discuterons la théorie de DIXON et celle de FARMER et MOORE.

II. Observations personnelles.

Avant tout deux remarques :

1º Dans la description qui va suivre, nous emploierons l'expression » division longitudinale « à propos du spirème. Par là, nous voulons signifier simplement *l'apparition dans toute la longueur du filament chromosomique* de deux filaments plus ou moins parallèles. Nous n'entendons nullement trancher la question de savoir, si cette » division longitudinale « est réelle, c'est-à-dire consiste dans le clivage d'un filament réellement indivis, ou bien si elle n'est pas simplement la réapparition de deux filaments distincts, ac-, colés au stade synaptique pour former un spirème *apparemment* indivis. Ce point fera l'objet de notre prochain mémoire.

2º La question actuelle est uniquement une question de sériation. Il s'agit de savoir si, de la fente qui sépare les deux chromosomes-filles dans chaque chromosome mûr, on remonte sans interruption à une fente longitudinale, — dans le sens que nous venons de définir, — apparue dans le spirème; ou bien si cette fente définitive n'est pas la fente primitive du peloton. Il importe donc de suivre pas à pas l'évolution du spirème. Notre sériation reposera sur deux bases pour ainsi dire : d'abord, comme on le sait, on trouve souvent échelonnés dans une même anthère les stades successifs. On peut donc les suivre facilement. De plus, nous nous efforcerons de ne rattacher une forme donnée qu'à des formes tout à fait voisines, tellement voisines qu'il n'y a pas moyen d'intercaler entre elles un stade spécial.

Après ces deux remarques préliminaires, nous passons à l'exposé de nos observations. Elles tiendront en peu de lignes. En effet, la décision de la question actuelle, comme nous venons de le dire, dépend uniquement de la sériation. Nous n'aurons donc que celle-ci à exposer.

Nos FIG. **1** et **9** représentent le spirème. Il vient de se dégager du » grumeau synaptique «. Ses segments se projettent en tous sens, passant les uns au-dessus des autres, se tordant sur eux-mêmes, quittant un niveau occupé déjà pour en rejoindre un autre. Les anses, en un mot, se serrent comme elles peuvent dans la chambre si restreinte du noyau. Ce filament est-il unique ou multiple, ou en d'autres mots, le peloton est-il continu ? A toute profondeur du champ microscopique, à un niveau où certainement le rasoir n'est pas venu déranger la structure, il peut être donné d'observer des bouts libres. D'autre part, GRÉGOIRE et WYGAERTS (o3) ont encore démontré récemment qu'il n'y a dans les cinèses somatiques ni peloton-mère, ni peloton-fille. Nous considérons donc comme au moins très probable que le noyau contient à ce stade des filaments chromosomiques indépendants.

Nous ne nous arrêterons point à décrire la nature du filament nucléinien, FIG. **1**, *a*. Qu'il soit purement chromatique ou fait d'un substratum de linine supportant une rangée unique de disques chromatiques (de chromomères), nous pouvons en faire abstraction ici, vu le but de la discussion qui nous occupe. La question qui nous intéresse est celle du fait de son clivage, abstraction faite du mécanisme de ce processus.

D'autre part, nos FIG. **3** ([1]) et **10***a*, **10***b*, montrent le strepsinema. La question qui se pose d'abord est donc celle du passage de la disposition des FIG. **1** et **9** à celle des FIG. **3** et **10***a*, **10***b*. Nous allons voir, d'accord avec la plupart des botanistes et avec FARMER et MOORE, contre DIXON, que ce passage se fait par une » division longitudinale «, — dans le sens défini plus haut, — subie par le spirème.

D'abord, nous observons nettement dans le spirème la division longitudinale.

Pour le prouver, nous ne nous arrêterons pas à rechercher une double rangée de »granulations« chromatiques; nous suivrons les fentes évidentes que nous voyons se faire. Dans une même loge d'anthère, soit du *Lilium*, soit de l'*Allium*, on trouve des noyaux en synapsis à côté d'autres qui s'en déroulent, des noyaux où le peloton ne montre aucune fissure évidente à côté d'autres où il en montre, FIG. **1**, en *x*, — **2***a*, — **2***b*, — **10**. Cette fente peut être large dès le début, FIG. **2***a*, **2***b*.

Dans un même noyau, on trouve un mélange, en proportions variables, de filaments non clivés et de filaments clivés en deux moitiés plus ou moins écartées, FIG. **2**. — Plus loin, dans la même loge, on trouve le stade de strepsinema achevé, FIG. **3**, **10***a*, **10***b*.

Le clivage longitudinal du spirème est donc évident.

Or, par le moyen de cette division longitudinale, nous rattachons sûrement le spirème au strepsinema, et il suffit de comparer les FIG. **2** et **3**, **10** et **10***a* et *b*, pour se convaincre que *la fente apparue dans le spirème est bien celle qui sépare les deux filaments entrelacés du strepsinema* et qu'il ne s'est produit aucun accolement, comme le décrit DIXON ([2]).

([1]) Le graveur a rendu beaucoup trop épais le filament chromosomique 3c.

([2]) Rien ne remplace l'examen direct des préparations. Tous les stades y sont successivement offerts en grande abondance.

Le raccourcissement et l'épaississement ne se sont pas arrêtés durant le clivage, et à peine celui-ci est-il achevé, que nous constatons que les chromosomes sont présents en nombre réduit. On peut en suivre plusieurs sur toute leur longueur.

Les chromosomes, au sortir du stade strepsinema, sont donc faits de deux parties, moitiés longitudinales d'un filament originairement simple en apparence et que nous avons vu se cliver. Ils sont ténus encore et longs, et leurs moitiés s'entrelacent. Ils se courbent d'après les exigences de la place exiguë qu'ils occupent, FIG. **3** *a, b, c,* — **10** *a, b,* — **11** *a, b.*

Maintenant commence pour eux l'achèvement, c'est-à-dire l'acheminement vers la forme dense et trapue, qui les caractérise quand le fuseau est prêt à les saisir, FIG. **8** *a, b, c, d,* — **15** *a, b, c, d.* FARMER et MOORE, au début de ce stade, décrivent un repliement des chromosomes clivés et un accolement entre les deux branches de repliement.

Pour nous, cet achèvement des chromosomes se fait uniquement par l'épaississement que provoquent le raccourcissement et la condensation progressive. Et il est certain que la fente qui sépare les filaments jumeaux du strepsinema est bien celle qui persiste entre les deux chromosomes-filles du bâtonnet hétérotypique achevé. Nous prions le lecteur d'examiner la série de figures, FIG. **3** à **8**, **10** à **15**. Non seulement ces aspects se lient étroitement, sans hiatus, les uns aux autres, mais de plus d'autres garanties de sériation exacte nous sont encore données. Les différents niveaux d'une même loge pollinique nous sérient eux-mêmes ces aspects. Cette série montre à toute évidence l'épaississement graduel et l'identité entre la fente des chromosomes mûrs, d'une part, et, d'autre part, la fente du strepsinema.

Quand les chromosomes sont déjà notablement épaissis, bien que de longueur plus grande encore que celle qu'ils ont à maturité complète, FIG. **7** *c,* on observe dans les chromosomes-filles des aspects interprétés ordinairement comme prélude d'une division longitudinale. Le bâtonnet paraît encore irrégulièrement condensé; cependant à certains endroits, on voit manifestement une zone axiale claire. Probablement, une division longitudinale se fait. Tous les auteurs, d'ailleurs, se rencontrent à ce stade pour le dire, nous n'insisterons pas davantage.

III. Discussion critique des résultats.

Telles sont les observations que nous avons faites. Elles excluent tout accolement soit au stade où Dixon le met, soit à celui où le placent Farmer et Moore. Il nous reste à les comparer aux descriptions de ces auteurs et à aborder les arguments dont ils étaient leur manière de voir.

Pour Dixon, d'abord, le passage du dolichonema au strepsinema se fait, ainsi que nous l'avons rappelé, par recourbement et rapprochement et non pas par division longitudinale.

Avant d'entamer la discussion, il convient de faire une remarque concernant le sens et l'emploi du mot dolichonema. Employé par Dixon et par d'autres auteurs, il ne désigne pas absolument le même stade. En effet, Dixon fait intervenir le synapsis vers la fin du stade dolichonema, alors que précisément d'autres nomment dolichonema le filament qui sort de synapsis (¹). Or, vu la longue durée de ce stade de contraction et l'épaississement que le filament y subit, — épaississement dont le mécanisme n'est pas connu, — on pourrait se demander si le dolichonema que Dixon déclare se recourber est bien celui que d'autres auteurs disent se cliver.

C'est bien toutefois ainsi qu'il faut comprendre Dixon. En effet, la contraction synaptique se produit toujours au même instant du développement, c'est-à-dire au principe des phénomènes cinétiques proprement dits. Il en résulte, puisque le professeur de Dublin la place à la fin de son stade dolichonema, que le filament nucléinien d'alors est comparable à celui que tous les auteurs placent en tête de leur description. A ce moment, de plus, Dixon le décrit comme constitué d'une série de chromomères fixés sur le support lininien (Dixon, fig. 1).

Dans le filament nucléinien donc, récemment sorti de synapsis, nous avons décrit une »division longitudinale« donnant naissance au strepsinema. Dixon, au même moment, décrit la formation du strepsinema lui-même comme due à un repliement, suivi d'accolement, de deux portions du filament primitif. Les deux descriptions s'excluent : l'une d'elles ne peut être vraie.

Pour prouver le repliement, Dixon recourt principalement à des arguments indirects. Il reconnaît qu'il n'est pas possible de le suivre sur un

---

(¹) Ainsi, par exemple, Muerbeck (02) et Juel (03) disent en termes explicites que le synapsis vient avant le dolichonema. Sargant (96, 97) dit que le peloton se prépare durant la contraction synaptique, de laquelle il se dégage.

matériel fixé. Toutefois, il donne une figure (Dixon, fig. 10) qui le montrerait se faisant et dont nous dirons d'abord quelques mots. A ce moment, on
verrait des »approximating portions still more distant from one another
than they are in the strepsinema condition«, mais toutefois déjà »an indi-
cation of the looping and twisting of the thread can be made out «.

Cette fig. 10 nous paraît peu démonstrative, si toutefois elle est bien
postérieure au spirème définitif. Toute coupe mince faite dans le noyau
doit, en toute hypothèse, en montrer autant. Le filament chromatique, en
effet, est énormément long, et il décrit de nombreuses anses dans la cavité
nucléaire : il est possible que plusieurs de ses tronçons soient portés à un
même niveau et dans une direction plus ou moins parallèle. Toute anse
ne doit donc pas être interprétée comme un rapprochement en vue d'un
accolement.

A cette figure de Dixon, nous opposons notre sériation : noyaux à filament non fendu, FIG. 9, — à filament fendu en certains endroits, FIG. 1, en x,
— 2 a, — 2 b, — 10, — à filaments presque tous fendus mêlés à d'autres
simples encore, FIG. 2, — et passant ainsi sans lacune au strepsinema.

Venons-en maintenant aux arguments indirects de Dixon. Mais aupa-
ravant, nous ferons une remarque générale sur la sériation de ces figures.

Nous avons, dans ce qui précède, établi qu'il n'y a pas d'accolement
entre les tronçons du spirème définitif tel que l'entendent les auteurs.
Cela étant, puisque la figure 2 de Dixon paraît correspondre à notre strepsinema, elle ne peut se rattacher par l'intermédiaire réel d'un accolement à
sa figure 1, si celle-ci représente réellement le dolichonema définitif.

Mais, nous l'avons dit, Dixon appelle déjà dolichonema le filament
mince qui va entrer en synapsis. Si sa fig. 1 représente ce stade initial,
il se peut qu'entre sa fig. 1 et sa fig. 2 il y ait eu réellement un accolement.
Seulement, s'il en est ainsi, la sériation est incomplète : l'accolement qui
se serait produit entre les tronçons du filament primitif devrait aboutir à
constituer un spirème épais, et ensuite dans ce spirème réapparaîtraient,
sous forme de division longitudinale, les filaments primitivement accolés.
Telle doit être, s'il se produit quelque part un accolement, la série complète des phénomènes. Entre la fig. 1 de Dixon et sa fig. 2, il manquerait
donc, dans ce cas, une figure montrant le réel accolement et une autre montrant le dolichonema définitif.

Peut-être Dixon n'a-t-il pas tenu compte de l'épaississement que subit le
filament entre le moment de l'entrée en synapsis et celui de la sortie et a-t-il
pris pour homologues le spirème ténu et le spirème épais. D'où, ayant vu

un accolement entre tronçons du spirème ténu, il n'a pas distingué et l'a admis simplement entre les tronçons du dolichonema, quel qu'il soit.

On comprendra, d'après ce que nous venons de dire, que peut-être certains arguments indirects de Dixon pourront insinuer un accolement, mais que cet accolement, s'il est réel, a dû se produire avant le spirème définitif, tel que tous les auteurs le comprennent, et que nous mettons à la base de nos descriptions, et auquel Dixon compare le sien.

Nous basant sur les considérations qui précèdent, nous pouvons répondre aux arguments indirects de Dixon.

Il trouve un de ceux-ci dans la comparaison entre l'épaisseur de filaments doubles et entrelacés, d'une part, et, d'autre part, de filaments minces, mélangés dans un même noyau (Dixon, fig. 2, — notre FIG. 2). » Where it (the thread) is double, the diameter of each of the portions is » apparently equal to the diameter of the single thread «, et il ajoute : » if the two portions were really derived by the fission of the simple » thread it is evident that the simple portion should be nearly double as » thick as each of the two twisted portions «. Nous répondrons simplement que, *consécutivement au dolichonema définitif*, nous ne rencontrons jamais d'aspects semblables. Lorsque nous voyons dans un même noyau des filaments apparemment simples, FIG. 2, ceux-ci sont toujours d'un diamètre double de celui de chacun des filaments entrelacés. *C'est pourquoi*, si la figure 2 de Dixon n'est pas une synthèse d'aspects aboutissant au spirème définitif et d'aspects ultérieurs, — synthèse provenue de ce que Dixon ne sépare pas le dolichonema postsynaptique du présynaptique, — nous ne trouvons qu'une explication à sa figure, la suivante : s'il y a une partie simple dans le noyau à ce stade, elle est due à un accident de préparation, — ou bien au grand écartement qui fait qu'on ne retrouve pas la moitié sœur. Nous savons que cet écartement considérable est fréquent.

La division longitudinale, argue encore le professeur irlandais, encombrerait le noyau de filaments. Or, on constate le contraire. Après le stade de strepsinema, on y lit plus aisément qu'au stade dolichonema. Les fig. 1 et 2 établissent la comparaison. Certes, quand un long filament, couvrant la lumière d'une cavité d'un treillis serré, se clive sur toute sa longueur, les ouvertures claires laissées entre les anses du filament lui-même deviennent plus petites. Mais si le filament, avant de subir cette division, s'est épaissi notablement, il n'en sera pas ainsi. C'est le cas du noyau qui nous occupe : le dolichonema de Dixon (sa figure 1) ne peut être celui qui se clive : avant de le faire, il a subi un épaississement, comme nous le disions plus haut

Il est généralement reconnu que la » division longitudinale« du spirème maturatif s'accompagne d'un grand écartement des moitiés produites : des anses secondaires même peuvent être formées par l'une d'elles; nécessairement ces écarts supposent un glissement de l'une sur l'autre. Le rapprochement suivi d'accolement, insinue Dixon, les expliquerait mieux, car la nucléine est matière visqueuse. — Abstraction faite de la nature de la division longitudinale, qui nous est inconnue, — à cause de l'absence de renseignements sur les stades antérieurs, — et des rapports exacts de l'une à l'autre des moitiés produites, Dixon ne peut nous faire opposition par ce glissement. On ignore les propriétés physiques de la nucléine aux différents stades de son évolution, et tous les auteurs recourent à ces glissements de segments nucléiniens les uns sur les autres. Dixon, d'ailleurs, y recourt également, par exemple quand dans les chromosomes à branches entrelacées, il fait se déduire, durant l'achèvement, l'entrelacement à un seul nœud ou moins encore. — Notons toutefois qu'il est possible que ces écartements notables des moitiés de clivage impliquent un accolement. Mais celui-ci ne s'est certainement pas produit au stade où Dixon le met, c'est-à-dire entre tronçons du dolichonema définitif.

Dixon s'appuie encore sur la présence de » boucles« terminant des portions du strepsinema, à un moment où la segmentation transversale ne peut encore avoir eu lieu. Il faut remarquer d'abord que la segmentation du spirème, — (même si cette segmentation doit se produire et que le peloton est continu, ce que nous ne croyons pas), — est fort difficile à saisir, d'après les données des auteurs. De plus, et ceci est plus important, si la présence de ces boucles démontre ou du moins insinue un accolement entre filaments chromosomiques, il ne s'ensuit pas que cet accolement se soit produit au stade de dolichonema définitif et non pas avant ce stade. Si en effet, c'est un accolement qui a donné naissance au spirème définitif et qui reparaît plus tard sous forme de division longitudinale, il est naturel de retrouver dans ce dernier phénomène des formations en boucles.

Nous concluons donc avec la majorité des auteurs contre Dixon que le passage du stade dolichonema définitif au stade strepsinema se fait par » clivage longitudinal«.

C'est à l'origine du stade d'achèvement chromosomique que Farmer et Moore placent le repliement et l'accolement des tronçons du spirème clivé. Les chromosomes obtiennent ainsi la forme d'anses ou de boucles.

Chacune des branches de celles-ci représente un tronçon du peloton et dans chacune persiste la division longitudinale; seulement cette dernière s'efface, les moitiés de clivage se rapprochant de nouveau jusqu'à oblitération de la fente originelle (Farmer et Moore, fig. 2, 3, 3).

Nous ne connaissons pas encore en détail les observations sur lesquelles Farmer et Moore appuient leur théorie, pour les végétaux. Ils insistent sur la sensibilité spéciale que montrerait la nucléine au moment du recourbement en anses, et qui aurait faussé les recherches des observateurs antérieurs. Ces derniers n'auraient pas vu le recourbement; seul d'ailleurs, le recourbement explique les chromosomes en forme d'anses.

Dans nos observations sur les cellules-mères du pollen, nous n'avons pas remarqué cette sensibilité spéciale que montrerait l'élément nucléinien au sortir de la division longitudinale. De plus, il n'y a pas cette polarité des anses nucléiniennes, qui caractérise le stade »bouquet« des spermatocytes animaux. Ici, le peloton s'ordonne comme il peut dans la cavité nucléaire.

Certes, quand il est possible de suivre pour la première fois un chromosome sur toute sa longueur peu après le clivage du peloton, on ne le voit pas tout droit. Souvent il est fortement courbé. Il est encore long en effet, plus long que le diamètre du noyau. Mais la courbure n'est pas toujours en son point milieu, FIG. 3, 4a, 4b, et n'est pas unique; souvent, les chromosomes sont courbés en plusieurs endroits, FIG. 3 a, b, 5 a. — De plus, *nous ne voyons pas ces courbures s'accentuer et aboutir à un accolement des deux branches.* Pourtant, les aspects se sérient naturellement, une seule loge nous montrant tous les aspects intermédiaires depuis le peloton clivé jusqu'aux bâtonnets courts et gros déjà.

Nous voyons simplement la fente du peloton persister entre les deux moitiés des chromosomes, et celles-ci s'épaissir graduellement et prendre une forme plus ou moins droite. Nous insistons sur l'épaississement graduel que les chromosomes subissent et que nos figures représentent. En effet, le recourbement tel que Farmer et Moore le décrivent entraînerait un épaississement brusque au début du stade d'achèvement chromosomique, c'est-à-dire dès que l'accolement des deux branches de recourbement se serait réalisé. Or, on n'observe qu'un épaississement graduel. — Enfin, Farmer et Moore ne montrent pas la progression qu'ils exposent. Il y a un grand intervalle entre les figures 4 et 5 de ces auteurs.

Nous concluons donc que la sériation complète exclut également un accolement tel que Farmer et Moore le décrivent.

CONCLUSIONS GÉNÉRALES.

De ce que nous venons d'exposer, nous croyons pouvoir conclure, que

1° Le stade spirème définitif s'enchaîne au stade strepsinema par »division longitudinale« et non pas par recourbement et accolement, comme le dit Dixon.

2° A partir du stade strepsinema, les chromosomes s'achèvent par épaississement et raccourcissement progressifs, et ne subissent pas le recourbement et l'accolement que Farmer et Moore leur attribuent.

3° Donc les deux moitiés que sépare la cinèse hétérotypique sont deux »moitiés longitudinales« du filament spirématique.

4° S'il y a accolement, il faut le chercher lors de la formation même du spirème définitif. C'est le point que nous étudierons dans notre prochain mémoire.

BIBLIOGRAPHIE.

1901   *Dixon* : On the first mitosis of the spore-mother cells of Lilium; Notes from the Botanical School of Trin. Coll. Dublin.

1902   *Ernst* : Chromosomenreduction, Entwickelung des Embryosackes und Befruchtung bei *Paris quadrifolia* und *Trillium grandiflorum*; Flora.

1903   *Farmer et Moore* : New investigations into the reduction phenomena of animals and plants; Proc. of the R. Soc., v LXXII.

1899   *Grégoire* : Les cinèses polliniques chez les Liliacées; La Cellule, t. XVI, 2d fasc.

1903   *Grégoire et Wygaerts* : La reconstitution du noyau et la formation des chromosomes dans les cinèses somatiques. I. Racines, etc.; La Cellule, t. XXI, 1er fasc.

1898   *Guignard* : Sur la formation du pollen et la réduction chromatique dans le *Naias major*; Arch. d'Anat. microsc.

1903   *Janssens et Dumez* : L'élément nucléinien pendant les cinèses de maturation des spermatocytes chez *Batrachoseps attenuatus* et *Pletodon cinereus*; La Cellule, t. XX, 2d fasc.

1903   *Juel* : Ein Beitrag zur Entwicklungsgeschichte der Samenanlage von *Casuarina*; Flora, Bd 92.

1901   *Koernicke* : Studien an Embryosack-Mutterzellen; Sitz. Ber. der Niederrh. Ges. für Natur- und Heilk.

1897   *Mottier* : Beiträge zur Kenntniss der Kernteilung in den Pollenmutterzellen einiger Dykotylen und Monokotylen; Jahrb. f. wissens. Bot.

1903   *Mottier* : The behaviour of the chromosomes in the spore mother-cells of higher plants and the homology of the pollen and embryosac mother-cells; Bot. Gaz., April.

1902   *Mürbeck* : Ueber die Embr. von *Ruppia rostellata*; Kongl. Svenska Vet.-Akad. Handlingar, Bd XXXVI.

1896   *Sargant* : The formation of the sexual nuclei in *Lilium martagon*. I. Oögenesis; An. of Bot., v. X, n. 39.

1897   *Sargant* : Id. II, Spermatogenesis; An. of Bot., v. XI, n. 42.

1901   *Schniewind-Thies* : Die Reduction der Chromosomenzahl und die ihr folgenden Kerntheilungen in den Embryosackmutterzellen der Angiospermen. Jena, Fischer.

1897   *Strasburger* : Uebér Cytoplasmastrukturen, Kern- und Zellteilung ; Jahrb. f. wissens. Bot.

1900   *Strasburger* : Ueber Reductionstheilung, Spindelbildung, Centrosomen und Cilienbildner im Pflanzenreich. Jena, Fischer.

EXPLICATION DES PLANCHES.

Nous nous sommes servi de l'objectif apochromatique d'ouverture 1.30 de Zeiss et de l'oculaire compensateur 12. Tous nos dessins ont été pris à la chambre claire, le papier à dessiner étant placé au niveau de la platine du microscope.

Lilium lancifolium (speciosum).

FIG. **1.**   Spirème. En *x*, le filament présente une fente évidente.
FIG. **1,** *a.*   Un filament du spirème montrant sa structure.
FIG. **2.**   *Strepsinema* en formation.
FIG. **2,** *a.*   Filament du spirème au passage vers le *Strepsinema*. Fente évidente et considérable dès le début.
FIG. **2,** *b.*   Id.
FIG. **3,** *a, b, c.*   Chromosomes entiers au sein du *Strepsinema*.
FIG. **4,** *a, b, c.*   Épaississement progressif des chromosomes.
FIG. **5,** *a, b.*   Id.
FIG. **6,** *a, b.*   Id.
FIG **7,** *a, b.*   Id.
FIG. **7,** *c.*   Début de la seconde division.
FIG. **8,** *a-g.*   Chromosomes presque achevés.

Allium fistulosum.

FIG. **9.**   Spirème.
FIG. **10.**   Clivage du spirème.
FIG. **10,** *a, b.*   *Strepsinema.*
FIG. **11,** *a, b.*   Épaississement progressif des chromosomes.
FIG. **12,** *a-d.*   Id.
FIG. **13,** *a, b.*   Id.
FIG. **14.**   Id.
FIG. **15,** *a-d.*   Chromosomes presque achevés.

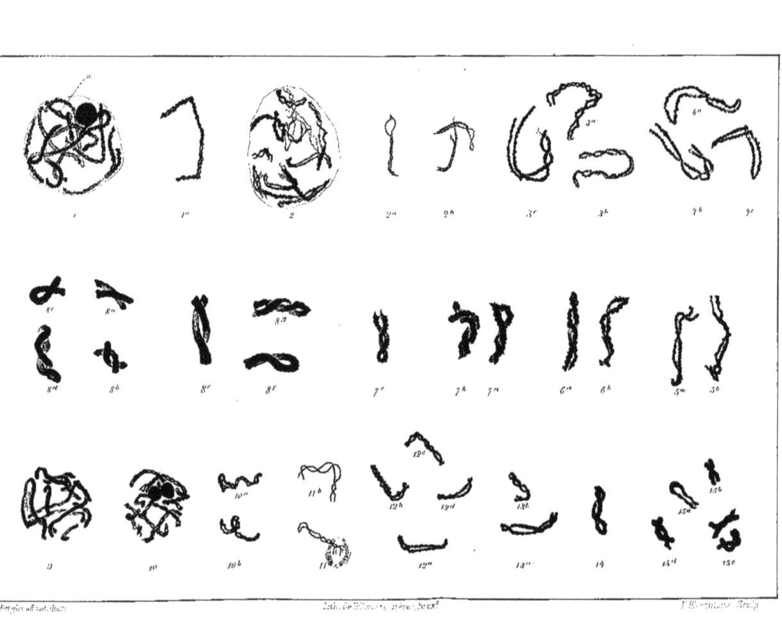

MÉMOIRE DE BOTANIQUE

COURONNÉ AU CONCOURS UNIVERSITAIRE POUR 1902-1904

LA

Formation des Chromosomes hétérotypiques
DANS LA SPOROGÉNÈSE VÉGÉTALE

II. Depuis la Sporogonie jusqu'au Spirème définitif,
dans la Microsporogénèse de l'*Allium fistulosum*,

PAR

Jules BERGHS,

DOCTEUR EN SCIENCES, ASSISTANT DE BOTANIQUE.

INSTITUT CARNOY, LOUVAIN. — LABORATOIRE DU PROF. GRÉGOIRE.

(Extrait de la Revue « La Cellule », t. XXI, 2d fascicule.)

(Mémoire déposé le 20 juin 1904.)

4

La Formation des Chromosomes hétérotypiques

DANS LA SPOROGÉNÈSE VÉGÉTALE

Dans un premier mémoire, nous avons étudié la formation des chro-. mosomes définitifs aux dépens du *spirème épais*. — Nous avons montré que, dans le *Lilium speciosum* et l'*Allium fistulosum*, contrairement à l'opinion de Dixon (95 et 01) et de Farmer et Moore (03), les deux chromosomes-filles qui constituent chaque chromosome définitif représen-tent deux » moitiés longitudinales « d'un tronçon spirématique épais.

Mais nous avions fait alors des réserves sur la question de savoir quelle signification il faut attacher à la *division longitudinale* du spirème. Cette division longitudinale est-elle une vraie bipartition, telle que la division longitudinale des chromosomes somatiques, ou bien est-elle simplement la réapparition de deux filaments primitivement accolés? C'est la question que nous avons laissée sans réponse et à laquelle nous voulons répondre maintenant, en étudiant les phénomènes qui aboutissent à former le pelo-ton aux dépens du réseau nucléaire du repos. Nous allons donc recher-cher comment se forme, *dans son épaisseur*, le *spirème définitif.*

Nous avons entrepris ces recherches sur de nombreux objets. Malheu-reusement, on ne peut que difficilement se procurer un matériel complet montrant tous les stades successifs. Nous n'exposons ici que nos observa-tions sur l'*Allium fistulosum*, où notre sériation ne présente aucune lacune.

I. Littérature.

De tous les auteurs botanistes qui ont étudié ce stade, aucun n'établit de distinction entre les cinèses somatiques et les cinèses maturatives au point de vue de la formation du spirème *dans son épaisseur.* Tous admettent simplement *» qu'aux dépens du réseau nucléaire se forme un filament spirématique «.* Cela est vrai non seulement de ceux qui rejettent toute division réductionnelle, mais même de ceux qui admettent une semblable division. Ces derniers, en effet, expliquent la réduction par la séparation de deux tronçons *transversaux* du spirème.

Cependant, la prophase hétérotypique diffère de la prophase somatique en ce que la première est *marquée par le stade de contraction synaptique.* Mais d'abord, beaucoup d'auteurs considèrent ces apparences synaptiques comme artificielles et ne s'y arrêtent pas. D'autre part, Miss Sargant, qui a étudié de plus près le synapsis (96 et 97) et qui en a démontré la naturalité, y voit simplement le spirème s'épaissir par apport de substances nouvelles. D'autres auteurs, enfin, admettent bien que le synapsis est en rapport avec la formation des bâtonnets, mais simplement en ce sens que c'est au synapsis que deux bâtonnets somatiques se joindraient *bout à bout* (Farmer et Moore, 03) ([1]).

Parmi les auteurs zoologistes, beaucoup signalent le synapsis et l'étudient. Mais c'est surtout avec les recherches de von Winiwarter (00) que nos observations présentent de grandes analogies. Nous ne nous arrêterons qu'à celles-là.

Cet auteur a étudié le synapsis dans l'ovogénèse du lapin et de l'homme. D'après sa description, le réseau nucléaire de l'ovocyte I se transforme d'abord en filaments moniliformes ([2]) et très allongés (noyau leptotène). Ces filaments se contractent en un grumeau compact dans un côté de la cavité nucléaire (noyau synaptène). Durant cette contraction, l'auteur observe que

---

([1]) Nous ne parlons pas ici des dernières recherches de Strasburger (04). L'auteur vient de modifier ses vues concernant les cinèses maturatives, et étudie aussi le stade de contraction synaptique qu'il met en rapport avec la réduction. Nous publions cette note telle que nous l'avons déposée, il y a six mois, pour un concours gouvernemental. D'ailleurs, nous aurons bien vite l'occasion de comparer nos recherches avec celles de Strasburger; nous comptons exposer, plus tard, la vérification dans d'autres objets de l'interprétation donnée ici pour l'*Allium.*

([2]) L'auteur ne tranche pas la question de savoir si le filament est unique ou multiple.

des tronçons filamenteux courent parallèlement l'un à l'autre, deux par deux. Il explique ces dualités, en admettant qu'elles aboutissent à accoler l'un à l'autre deux tronçons du spirème mince. De cet accolement résulte un spirème épais, qui se déroule dans la cavité du noyau (noyau pachytène). Ensuite, ce spirème se clive longitudinalement, mais cette division longitudinale n'est que la réapparition de la fente d'union du stade précédent. On verra que c'est de cette description de von Winiwarter que la nôtre se rapproche le plus.

Janssens et Dumez (03) montrent quelques figures, phot. 40, 41, 42, appartenant au stade du »bouquet« imparfait, dans lesquelles apparaissent certaines dualités. Elles sont préalables à la division longitudinale et n'en sont donc pas le résultat, et pourraient s'expliquer par un accolement. Néanmoins, ces auteurs les considèrent comme sans signification spéciale.

Le point que nous allons étudier ici est donc le suivant : par quelle suite de phénomènes, le spirème définitif, — c'est-à-dire le spirème lâche et épais, — se forme-t-il aux dépens du réseau chromatique qui se reconstitue après la dernière cinèse sporogoniale.

II. Observations personnelles.

A. Structure du noyau quescent.

Notre FIG. 1 montre la reconstitution du noyau après la dernière cinèse sporogoniale. On voit que les phénomènes sont identiques à ceux qu'ont décrits récemment Grégoire et Wygaerts (03) pour la télophase des cinèses somatiques. Chaque chromosome, par suite d'une vacuolisation progressive, est transformé en une sorte de réseau chromatique élémentaire, et c'est de la juxtaposition des divers »réseaux chromosomiques« que résulte le réseau chromatique général. La structure du noyau, au début, est alvéolaire-réticulée; mais bientôt, sous l'influence de la vacuolisation de plus en plus accentuée des bandes chromosomiques, les membranules alvéolaires se transforment toutes en des formations filamenteuses et tout l'élément nucléaire possède alors une disposition réticulée : il est constitué de filaments anastomosés, FIG. 2. C'est cette organisation que Sargant (96 et 97) caractérise par cette expression : »network of threads«.

Ces filaments représentent donc ce que nous pourrions appeler les dérivés des chromosomes sporogoniaux, dérivés non pas par suite d'une simple élongation de ceux-ci, mais par suite de leur alvéolisation de plus en plus accentuée.

B. Début des phénomènes cinétiques.

Le début de l'évolution prophasique de l'élément nucléinien consiste dans la transformation du réseau que nous venons de décrire en une structure nettement filamenteuse.

En effet, à mesure que le noyau augmente son volume, FIG. **3** et **4**, les anastomoses s'effacent graduellement, et les filaments chromatiques se dégagent de plus en plus. Ils ne sont pas droits, mais se montrent fréquemment recourbés sur eux-mêmes, de contour sinueux, courant en zigzag à travers la cavité nucléaire. De plus, ils ne présentent pas une épaisseur uniforme sur toute leur longueur. Ils se montrent irrégulièrement épaissis, renflés aux points de courbure. Cette constitution est un résultat évident de l'origine de ces filaments.

Ces filaments, en général très minces, sont énormément longs et remplissent toute la cavité du noyau. D'après SARGANT, ces cordons seraient formés d'une bande lininienne mince supportant une rangée de granules. Nous n'avons jamais observé semblable constitution, quelle que fût la coloration employée : nous avons toujours observé des cordons complétement chromatiques, mais montrant en certains endroits des parties saillantes.

Pendant que le noyau s'accroît, les filaments s'épaississent légèrement, FIG. **3** et **4**. Cet épaississement est-il dû uniquement à la condensation de la chromatine des filaments eux-mêmes, ou est-il dû à un apport de substance venue d'ailleurs, soit du nucléole, soit de l'»amorphous chromatine«, comme le dit SARGANT, ou de la substance sidérophile diffuse dans le noyau, comme le pense JANSSENS (01)? Nous ne le savons pas. Nos recherches n'ont pas porté sur ce point. Étant donné le but que nous poursuivons dans ces recherches, nous pouvons nous en abstenir sans nous exposer à aboutir à des conclusions fausses : en effet, la structure ne serait pas modifiée par ces apports, elle ne serait que renforcée, sans changer de nature.

La description que nous donnons du noyau sporocytaire, au début des phénomènes maturatifs, correspond donc assez bien à celle des »noyaux leptotènes« de VON WINIWARTER. — Le peloton est-il unique ou multiple? A première vue, il est difficile de trancher. VON WINIWARTER n'ose pas se prononcer. Cependant, nous devons faire remarquer qu'à toute profondeur du noyau, à des niveaux où le rasoir n'a pas entamé la structure, nous observons des extrémités libres. D'autre part, GRÉGOIRE et WYGAERTS (03) ont encore démontré récemment qu'il n'y a, dans les cinèses somatiques, ni peloton-mère ni peloton-fille. Nous admettons donc que le noyau sporocytaire contient dès ce stade des filaments chromosomiques indépendants. Il nous serait évidemment impossible de dire s'il y en a 16, nombre normal des chromosomes de l'*Allium*, ou 8, nombre réduit.

Avant de continuer la description de nos observations, il ne sera pas inutile de fixer l'apparence du stade où nous sommes arrivé, FIG. **4**, par sa comparaison avec le spirème définitif, stade terminus, FIG. **18**. Dans les deux cas, nous sommes en présence de filaments chromatiques très allongés. Mais dans la première étape, ses filaments sont étirés et minces et ils zigzaguent au sein du noyau, dans toutes les directions. Au contraire, dans le second stade, ils sont relativement plus courts et beaucoup plus épais; ils gardent une épaisseur sensiblement constante, et se déroulent alors régulièrement dans la cavité nucléaire. C'est entre ces deux stades que nous allons chercher la transition.

C. Stade de contraction synaptique.

Vers l'époque où l'accroissement est parvenu à doubler le volume du noyau, FIG. **4**, de nouveaux phénomènes se présentent à notre observation. Une certaine orientation se remarque dans les segments chromatiques.

Jusqu'à ce moment, ils remplissaient régulièrement toutes les parties de la cavité nucléaire, s'y trouvant partout en quantité sensiblement constante, FIG. **4**. En ce moment, ils manifestent au contraire une tendance à abandonner toute une zone de la sphère nucléaire et à s'amasser plus nombreux dans l'autre moitié, FIG. **5, 6, 7**. On voit nettement la transition d'une disposition à l'autre : en effet, les noyaux du type de la FIG. **4** se trouvent côte à côte avec ceux de la FIG. **5**, dans une même loge.

Un peu plus loin, toujours dans la même loge, on remarque des noyaux où tous les filaments sont amassés dans une seule région de la cavité nucléaire en un grumeau assez compact, se détachant nettement dans l'espace clair qui l'entoure en partie, FIG. **6, 7, 8, 9, 10**. Cette disposition est caractéristique du *synapsis*.

Immédiatement avant le synapsis, Sargant (96 et 97) décrit dans le filament qui va se contracter une bipartition des granules nucléiniens, et l'interprète comme l'apparition de la division longitudinale. Nous n'avons pas remarqué cette bipartition dont parle l'auteur. Nous ferons d'ailleurs remarquer que Sargant ne l'a vue que sur des tronçons, et que ces granulations peuvent bien n'être simplement, — ainsi que le faisaient récemment remarquer Grégoire et Wygaerts (03), — que de petits renflements marginaux du ruban chromatique, renflements dus en partie à la rupture d'anastomoses.

Le noyau a donc ramassé ses filaments en un grumeau dense. Néanmoins, le grumeau n'est pas également compact dans toute son étendue : quelques filaments d'abord ont échappé à la contraction ; ils s'élancent plus ou moins loin du grumeau dans la partie vide de la cavité, FIG. **6, 7, 8, 9, 10, 11** ; — ensuite, les bords du grumeau, quoique surchargés de segments, sont encore assez déchiffrables, et on parvient à y suivre des filaments sur une certaine longueur.

En ce moment, on observe une disposition très remarquable, que von Winiwarter (00) a signalée le premier : nous voulons dire la dualité manifeste montrée par certaines parties du filament, ou, en d'autres termes, un parallélisme évident, allant jusqu'au rapprochement intime et à l'entrelacement, entre certains tronçons de filaments. Naturellement, nous ne faisons allusion ici qu'aux filaments dépassant hors du grumeau ou disposés plus lâchement sur les bords de la masse contractée. On en voit qui sont étroitement appliqués sur une grande longueur, FIG. **11, 14**, avec des fentes brusquement intercalées dans cette union, FIG. **14, 15** ; d'autres sont entrelacés, FIG. **8, 9, 10, 15, 16**, ou s'écartent de nouveau en des directions divergentes après avoir été rapprochés, FIG. **15**. C'est surtout dans les préparations où le rasoir n'a isolé que le fond d'un noyau, qu'on peut facilement observer ces apparences : dans certains cas, on trouve des filaments épais mêlés à des minces, FIG. **12** ; dans d'autres, on n'observe que des filaments minces, mais ceux-ci montrent des aspects frappants de rapprochement par paires, FIG. **13**.

Tous les aspects que nous venons de décrire, nous tenons à le faire remarquer dès maintenant, se montrent régulièrement échelonnés dans une seule et même loge.

D. Constitution du spirème et strepsinema.

Le stade qui fait suite à celui que nous venons de décrire montre l'aspect suivant. Une contraction manifeste de l'élément nucléinien indique que le noyau est encore en synapsis, FIG. **17**. Toutefois, le filament chromatique est tout autre. Précédemment, FIG. **7**, **8**, **9**, nous avons décrit la contraction d'un filament mince. Ici, FIG. **17**, le filament contracté est beaucoup plus épais. Son épaisseur est au moins double de celle du filament des stades précédents. Elle est voisine de celle des parties doubles trouvées lors de la première contraction, FIG. **9**, **10**, **11**, **12**, **14**, **15**, **16**. En outre, on n'y remarque plus l'arrangement parallèle de filaments deux à deux.

Si on examine successivement les différents noyaux de la loge, on assiste au déroulement progressif du filament contracté : les anses s'écartent de nouveau, envahissent tout le noyau, et bientôt présentent l'aspect si caractéristique du spirème, FIG. **18**. C'est le » noyau pachytène « décrit par VON WINIWARTER.

Ce spirème subit ensuite les transformations que nous avons décrites dans notre premier mémoire. Il se » dédouble longitudinalement « donnant naissance ainsi au strepsinema (noyaux diplotènes de VON WINIWARTER), FIG. **20** et **21**. Les » moitiés longitudinales « sont les chromosomes-filles de la cinèse hétérotypique.

En résumé donc, les aspects observés durant la période que nous analysons se sérient comme suit :

1° *Du réseau de repos se dégagent des filaments chromatiques minces.*

2° *Ceux-ci se contractent en un grumeau synaptique. En ce moment, on peut voir assez souvent deux segments chromatiques en position parallèle, ou s'unissant intimement sur une certaine étendue de leur longueur.*

3° *Le stade suivant montre un grumeau synaptique constitué par des filaments épais.* On n'y trouve plus de ces dualités.

4° De ce grumeau se dégage le » *spirème épais* «.

5° Celui-ci, par » dédoublement longitudinal «, forme les chromosomes-filles de la première cinèse.

III. Interprétation.

Telles sont les diverses étapes qui relient le stade à filaments minces du début aux stades de spirème définitif et de strepsinema.

Avant de rechercher l'interprétation légitime des aspects si caractéristiques du synapsis, nous tenons à insister encore sur la sériation des dispositions nucléaires que nous venons de décrire.

D'abord précisons bien le point délicat.

Dans la sériation que nous présentons, nous rencontrons deux fois des filaments groupés par paires : une première fois, *entre le stade initial à filaments minces*, FIG. **4**, et *le stade de spirème épais*, FIG. **18**; une seconde fois, *après le spirème épais*, au stade strepsinema, FIG. **19**. Cela étant, la question qui se pose est la suivante : le premier stade à dualités est-il différent du second? précède-t-il réellement le stade à spirème épais, ou bien suit-il ce stade? En d'autres termes, les aspects de nos FIG. **8, 9, 10, 11, 12, 13, 14, 15, 16**, ne correspondent-ils pas simplement au stade de notre FIG. **20**, mais altéré par une action des liqueurs fixatrices?

Nous ne le pensons pas. Au contraire, nous admettons que ces FIG. **8-16** représentent un stade tout à fait différent de celui de la FIG. **20**, un stade *aboutissant au spirème épais*, tandis que celui de la FIG. **20** est postérieur à ce dernier.

Voici nos raisons.

1º Les différentes étapes de l'évolution nucléaire se succèdent régulièrement, — nous l'avons déjà rappelé, — aux différents niveaux d'une même loge. Or, dans cette sériation naturelle, nous observons toujours le stade synaptique à dualités entre le stade à filaments minces et celui à spirème épais.

2º De plus, il suffit de comparer le stade des FIG. **8 à 13** avec celui du strepsinema, FIG. **20**, pour constater qu'il est impossible d'identifier ces deux dispositions. Or, les FIG. **14, 15, 16**, appartiennent à des noyaux semblables à ceux des FIG. **8 à 13**.

Il est donc certain que le *synapsis à filaments minces parallèles deux à deux* précède le spirème épais.

Nous devons maintenant chercher la portée de ces aspects de filaments appairés. Disons immédiatement que nous leur attribuons une grande importance et que nous admettons, avec VON WINIWARTER, qu e *durant le stade de synapsis, il se produit un accolement de filaments deux par deux et que c'est ainsi que prend naissance le spirème épais.* C'est ce que nous allons montrer.

Il est d'abord évident qu'on ne peut pas voir dans ces aspects le résultat d'une division longitudinale. On devrait, dans ce cas, rencontrer à un stade antérieur un filament simple d'épaisseur double. Or, cela n'est pas. La sériation nous ramène invariablement à un filament mince, aussi mince que chacun des filaments accolés.

Il s'agit donc d'un *accolement* et *non d'une division longitudinale.*

Mais deux hypothèses restent encore en présence. Ou bien il s'agit d'accolements *fortuits* entre filaments courant côte à côte, — ou bien nous avons devant les yeux un *phénomène normal et régulier*, constituant la transition entre le filament mince et le spirème épais. C'est bien cette dernière hypothèse qui est la vraie : en effet, les apparences de dualité sont trop nombreuses, leur disposition trop régulière pour qu'on puisse y voir l'effet d'un hasard, FIG. **8** à **16**. Il s'agit là évidemment d'une étape régulière dans l'évolution de l'élément chromosomique.

Cette hypothèse se trouve d'ailleurs confirmée par d'autres considérations. D'abord elle fournit une explication de la transition entre le filament mince du début et le spirème épais. On ne trouve pas, en effet, des stades d'épaississement graduel.

Ensuite, comme le faisait ressortir récemment GRÉGOIRE (04), cette hypothèse de l'accolement est en harmonie avec la nature de la »division longitudinale« du spirème définitif hétérotypique.

Dans les cinèses somatiques, où le clivage est réel, c'est-à-dire se produit dans un filament chromosomique réellement simple, la fente est toujours relativement petite, et les deux moitiés-sœurs restent toujours en position parallèle, quelle que soit la courbure du chromosome. Ici, au contraire, le clivage s'accompagne d'écarts surprenants. Dès le début, des fentes très larges se produisent dans le filament spirématique, et quand le clivage est achevé, les deux »moitiés« montrent des écartements très considérables et manifestent une grande indépendance réciproque, FIG. **20, 21**. Cette indépendance persiste jusque dans les chromosomes définitifs.

Cette différence entre la division longitudinale somatique et le dédoublement longitudinal du spirème hétérotypique ne s'explique pas si ces deux phénomènes ont la même valeur. Au contraire, on la comprend aisément si la »division longitudinale hétérotypique« n'est que la réapparition de deux filaments primitivement accolés. C'est là ce qui expliquerait cette grande indépendance manifestée dès le début par les »moitiés longitudinales« du spirème.

On pourrait nous objecter ici que la nature du spirème, ainsi que les premiers phénomènes qui préludent à son clivage longitudinal, s'opposent à l'origine que nous lui attribuons, consistant dans l'accolement de deux filaments minces. En effet, on décrit généralement le spirème comme constitué d'un ruban achromatique portant une rangée unique de disques chromatiques simples et autonomes, et l'on admet que la division longitudinale débute par le clivage de ces disques.

Nous n'avons jamais observé pareil spirème dans l'*Allium fistulosum*. Le peloton nous a toujours paru être un filament chromatique homogène, quoique de condensation inégale, FIG. **19**. De plus, GRÉGOIRE et WYGAERTS (01) ont démontré qu'une *telle* structure lininienne-chromatique, attribuée au spirème somatique, n'est qu'une apparence. — Enfin SARGANT (96 et 97), bien qu'admettant dans le peloton une »linin matrix«, n'a pas vu cependant dans le spirème définitif des disques simples.

De tout ce qui précède, nous concluons donc que durant le synapsis les filaments minces s'accolent deux par deux, constituant ainsi les tronçons spirématiques. Ceux-ci, en se » dédoublant longitudinalement «, ne font que se dissocier en leurs deux filaments constitutifs. Les deux filaments accolés sont donc, dans chaque chromosome hétérotypique, les deux chromosomes-filles de la première cinèse.

Il reste donc, pour connaître la valeur de cette première cinèse, à savoir *quelle est la valeur de ces filaments accolés*. Il semble bien évident que tous ces faits, si caractéristiques et propres à la prophase de la cinèse à nombre réduit de chromosomes, ne s'expliquent que si l'on admet que *chacun de ces filaments représente un chromosome somatique*. Par conséquent, les »chromosomes« hétérotypiques représentent deux chromosomes somatiques juxtaposés, et la première cinèse, en séparant les chromosomes-filles, sépare en réalité deux chromosomes somatiques complets, et *opère* la réduction de nombre. GRÉGOIRE (04) a récemment dégagé le sens de ces phénomènes. Nous renvoyons le lecteur à sa note.

IV. Synapsis.

Nous avons exposé la suite des phénomènes qui se passent dans le noyau microsporocytaire durant la formation du spirème sans tenir compte de la contraction synaptique elle-même. Nous nous sommes borné à décrire à ce moment un accolement de deux filaments et à constater que la formation d'un grumeau synaptique voile en partie cet accolement. Elle nous oblige, en effet, à l'étudier sur les quelques filaments qui n'ont pas pris part à la contraction.

La question se pose : cette contraction est-elle naturelle? Si elle est naturelle, quelle est sa signification?

SARGANT (97) a tâché d'étudier ce synapsis sur matériel vivant. Nous avons répété son expérience et nous avons observé également une certaine contraction. Voici comment nous nous y sommes pris.

Plusieurs jours consécutifs, de bon matin, nous avons été faire une récolte d'*Allium fistulosum* au jardin botanique et avons renouvelé les expériences d'observation. Nous exprimions le suc de la hampe florale sur un porte-objet, en quantité suffisante pour supporter un cover. Au centre, nous avions laissé un endroit libre, que nous remplissions d'une goutte du suc exprimé des feuilles du périanthe, et dans cette goutte centrale, en pressant doucement de haut en bas une anthère ouverte préalablement au sommet, nous lui faisions rendre le contenu de ses loges. Le microscope était prêt à recevoir la préparation. Une fois, nous avions choisi des fleurs trop jeunes, et avons trouvé les cellules-mères à peine au sortir du repos; toutes les autres fois, nous avons rencontré le synapsis. Une photographie même en a été prise, mais la plaque sensible n'enregistre que vaguement les détails de ces cellules vivantes où tous les éléments sont presque d'égale réfringence. L'œil néanmoins distinguait parfaitement *le grumeau tranchant sur le fond clair de la cavité nucléaire vidée.*

La contraction synaptique est donc *en partie du moins* naturelle.

Nous ferons d'ailleurs remarquer que les explications qu'en ont données les auteurs qui la considèrent comme *entièrement* artificielle ne semblent guère satisfaisantes. On fait appel surtout à une certaine sensibilité spéciale de la chromatine à ce stade. Mais cette sensibilité est fort indéfinie et fort hypothétique. De plus, on se demande pourquoi elle se manifesterait seulement durant ce moment précis de la prophase et non pas un peu plus tôt, par exemple lorsque les filaments chromatiques se dégagent du repos. On se demande encore pourquoi cette sensibilité caractériserait la prophase hétérotypique et ne se rencontrerait jamais dans la prophase somatique.

Il semble évident que l'influence des réactifs ne pourrait qu'accentuer une contraction déjà existante.

Comment alors interpréter cette contraction? Peut-être trouve-t-elle son explication dans la combinaison de deux circonstances : d'abord *l'orientation télophasique* de la dernière cinèse sporogoniale persistant dans les dérivés filamenteux de chacun des chromosomes somatiques; ensuite *le rapprochement et l'accolement* qui se produisent entre ces filaments deux à deux. Il en résulterait un *ramassement* du noyau conservant la *polarité* de la télophase précédente.

Nous n'ajouterons qu'une remarque concernant l'interprétation de ce stade d'après Schoenfeld (01). Cet auteur attribue la contraction de la chromatine dans une région du noyau à une attraction exercée par les corpuscules centraux, situés toujours, d'après l'auteur, dans la région du protoplasme voisin du grumeau synaptique. Cette explication ne saurait convenir aux sporocytes des plantes supérieures. En effet, il n'y existe pas de corpuscules centraux. Et on ne peut même pas faire appel à une influence exercée par un centre cinétique quelconque. Le fuseau, en effet, est au début pluripolaire, ce qui exclut une action attractive si nettement localisée.

CONCLUSIONS.

1° Dans la première période de la prophase hétérotypique comprise entre le dernier repos sporogonial et la constitution du spirème définitif, on rencontre les *stades suivants* :

    a) Constitution de filaments minces aux dépens des chromosomes

    b) Leur contraction en synapsis.

    c) Le déroulement du synapsis en un spirème épais.

2° Pendant le synapsis, on observe des dualités évidentes, des rapprochements de filaments deux à deux.

3° Ces rapprochements ne peuvent s'interpréter que comme l'accolement longitudinal de deux filaments amenant la formation du »spirème épais «.

4° La »division longitudinale« du spirème n'est pas véritable. C'est la réapparition de la fente d'accolement.

5° Par conséquent, la réduction de nombre de la prophase hétérotypique est une »Scheinreduktion «. En effet, elle est due à l'accolement de deux chromosomes somatiques, qui jouent dans les chromosomes maturatifs le rôle de bâtonnets-filles. La réduction s'opère réellement par la première cinèse, séparant ces deux chromosomes-filles.

BIBLIOGRAPHIE.

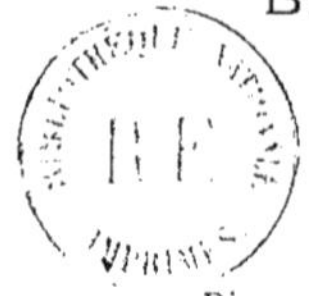

1896	*Dixon* :	On the chromosomes of Lilium longiflorum; Proc. Roy. Irish Acad.
1901	» :	On the first mitosis of the spore-mother cells of Lilium ; Note from the Bot. School of Trin. Coll. Dublin.
1903	*Farmer et Moore* :	New investigations into the reduction phenomena of animals and plants; Proc. of the R. Soc., v LXXII.
1903	*Grégoire et Wygaerts* :	La reconstitution du noyau et la formation des chromosomes dans les cinèses somatiques. I. Racines de *Trillium grandiflorum* et télophase homœotypique dans le *Trillium cernuum*; La Cellule, t. XXI, 1er fasc.
1904	*Grégoire* :	La réduction numérique des chromosomes et les cinèses de maturation; La Cellule, t. XXI, 2d fasc.
1901	*Janssens* :	La spermatogénèse chez les tritons; La Cellule, t. XIX, 1er fasc
1903	*Janssens et Dumez* :	L'élément nucléinien pendant les cinèses de maturation des spermatocytes chez *Batrachoseps attenuatus* et *Pletodon cinereus*; La Cellule, t. XX, 2d fasc.
1896	*Sargant* :	The formation of the sexual nuclei in Lilium martagon I. Oögenesis; An. of Bot., v. X, n. 39.
1897	» :	Id. II. Spermatogenesis; An. of Bot., v. XI, n 42.
1901	*Schoenfeld* :	Spermatogénèse chez le taureau; Arch. de Biol., t. 18.
1904	*Strasburger* :	Ueber Reductionstheilung; Sitzb. der Kön. Preus Ak. der Wiss., XVIII.
1900	*von Winiwarter* :	Recherches sur l'ovogénèse et l'organogénèse de l'ovaire des mammifères; Arch. de Biol., t. 17.
1904	*Berghs* :	La formation des chromosomes hétérotypiques dans la sporogénèse végétale. I; La Cellule, t. XXI, fasc. 1.

EXPLICATION DES FIGURES.

———

Nous nous sommes servi de l'objectif apochromatique d'ouverture 1.30 *de* ZEISS *et de l'oculaire compens.* 12. *Les dessins ont été pris à la hauteur de la table de travail.*

FIG. **1.** Télophase de la dernière division sporogoniale. — Réseaux chromosomiques (noyau sup.) produisant par leur juxtaposition le réseau nucléaire (noyau inf.).

FIG. **2.** Noyau microsporocytaire au début du stade d'accroissement Structure réticulaire.

FIG. **3.** Même noyau en accroissement.

FIG. **4.** L'accroissement est presque complet. Les filaments sont dégagés, presque entièrement, de leurs anastomoses.

FIG. **5.** Début de la contraction synaptique.

FIG. **6.** La contraction s'accentue.

FIG. **7.** Synapsis.

FIG **8** et **9.** Stade de contraction synaptique. — Mélange de filaments minces et épais. Dualités manifestes.

FIG. **10.** Dualités et parallélisme.

FIG. **11.** Dualités et parallélisme.

FIG. **12.** Id. — Fond de noyau. Mélanges de filaments minces et épais. Dualités.

FIG. **13.** Id. — Dualités, parallélisme.

FIG. **14, 15** et **16.** Dualités trouvées au stade *de la contraction synaptique.*

FIG. **17.** Grumeau synaptique formé de filaments épais. — Début du déroulement.

FIG. **18.** Le spirème produit par déroulement du grumeau synaptique.

FIG. **19.** Tronçons de filament spirématique. Le filament n'est pas de condensation nucléinienne uniforme.

FIG. **20.** Le stade strepsinema. — La division longitudinale est achevée.

FIG **21** Chromosomes entiers au sein du stade strepsinema. Indépendance des deux moités constitutives.

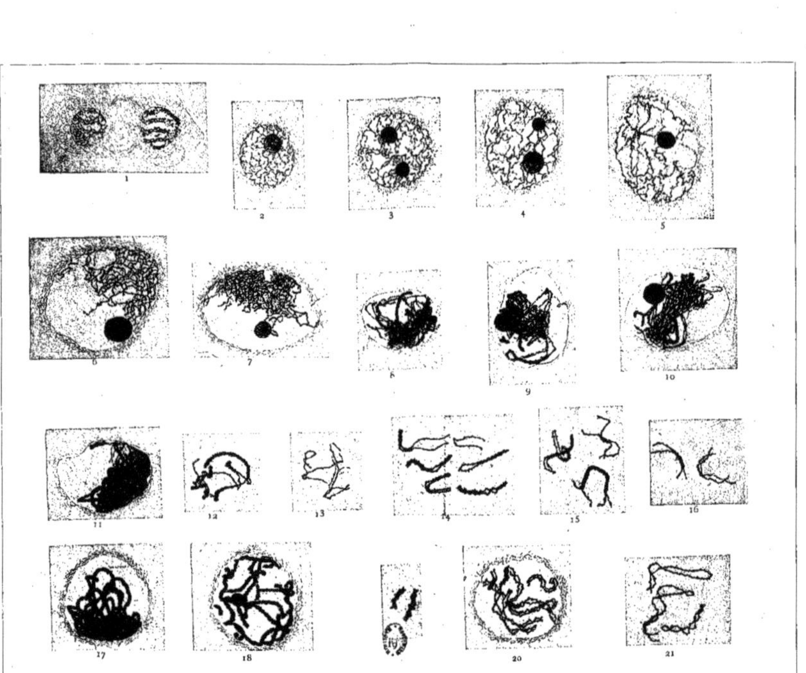

J. Berghs, ad. nat. delin.
L. L. Lagaert, Brux.